Saharou Doucoure

Evaluation des facteurs de risque de contamination conjugale du VIH

Saharou Doucoure

Evaluation des facteurs de risque de contamination conjugale du VIH

Partage du statut sérologique avec son partenaire chez les PVVIH

Presses Académiques Francophones

Impressum / Mentions légales
Bibliografische Information der Deutschen Nationalbibliothek: Die Deutsche Nationalbibliothek verzeichnet diese Publikation in der Deutschen Nationalbibliografie; detaillierte bibliografische Daten sind im Internet über http://dnb.d-nb.de abrufbar.
Alle in diesem Buch genannten Marken und Produktnamen unterliegen warenzeichen-, marken- oder patentrechtlichem Schutz bzw. sind Warenzeichen oder eingetragene Warenzeichen der jeweiligen Inhaber. Die Wiedergabe von Marken, Produktnamen, Gebrauchsnamen, Handelsnamen, Warenbezeichnungen u.s.w. in diesem Werk berechtigt auch ohne besondere Kennzeichnung nicht zu der Annahme, dass solche Namen im Sinne der Warenzeichen- und Markenschutzgesetzgebung als frei zu betrachten wären und daher von jedermann benutzt werden dürften.

Information bibliographique publiée par la Deutsche Nationalbibliothek: La Deutsche Nationalbibliothek inscrit cette publication à la Deutsche Nationalbibliografie; des données bibliographiques détaillées sont disponibles sur internet à l'adresse http://dnb.d-nb.de.
Toutes marques et noms de produits mentionnés dans ce livre demeurent sous la protection des marques, des marques déposées et des brevets, et sont des marques ou des marques déposées de leurs détenteurs respectifs. L'utilisation des marques, noms de produits, noms communs, noms commerciaux, descriptions de produits, etc, même sans qu'ils soient mentionnés de façon particulière dans ce livre ne signifie en aucune façon que ces noms peuvent être utilisés sans restriction à l'égard de la législation pour la protection des marques et des marques déposées et pourraient donc être utilisés par quiconque.

Coverbild / Photo de couverture: www.ingimage.com

Verlag / Editeur:
Presses Académiques Francophones
ist ein Imprint der / est une marque déposée de
OmniScriptum GmbH & Co. KG
Heinrich-Böcking-Str. 6-8, 66121 Saarbrücken, Deutschland / Allemagne
Email: info@presses-academiques.com

Herstellung: siehe letzte Seite /
Impression: voir la dernière page
ISBN: 978-3-8416-2508-3

Zugl. / Agréé par: Bamako, Faculté de médecine et d'Odontostomatlogie, 2014

Copyright / Droit d'auteur © 2015 OmniScriptum GmbH & Co. KG
Alle Rechte vorbehalten. / Tous droits réservés. Saarbrücken 2015

TABLES DES MATIERES :

1. INTRODUCTION..0 1
2. GENERALITES..07
3. METHODOLOGIE...59
4. RESULTATS..65
5. DISCUSSION...84
6. CONCLUSION...92
7. RECOMMANDATIONS..94
8. REFERENCES BIBLIOGRAPHIQUES...........................98

I. INTRODUCTION

Maladie chronique, honteuse et évitable, le Sida est la maladie des « autres ».

C'est aussi une maladie de l'échec : échec de la science, échec de la société, échec de la tolérance. Maladie différente donc, mais avant tout maladie sans frontières et qui impose une solidarité sans limites. [28]

À l'échelle mondiale on dénombre 34 millions de personnes vivant avec le VIH à la fin de l'année 2011, soit environ 0,8 % des adultes âgés entre 15 et 49 ans dans le monde entier. [1]

L'Afrique subsaharienne reste l'une des régions les plus touchées avec près d'un adulte sur vingt vivant avec le VIH, soit 4,9 % de la population dans cette région, ce qui représente 69 % des personnes vivant avec le VIH dans le monde.[1]

Les derniers résultats de l'Enquête Démographie et Santé au Mali V (EDSM V) 2012 indiquent que

1,1% des personnes âgées de 15-49 ans sont séropositives, avec toutes les variantes du VIH (VIH-1, VIH-2 et VIH-1&2).

Cette enquête a exclu les régions du Nord compte tenu de la crise sociopolitique de Mars 2012. Bamako reste la région la plus touchée avec 1,7%, suivie de Ségou 1,2%, Kayes avec 1,0%, Koulikoro 1,0%. Les femmes sont plus touchées que les hommes selon EDSM V (1,3% contre 0,8%).

La séroprévalence chez les adultes reste plus élevée en milieu urbain (1,6%) qu'en milieu rural (0,9%). [2] Une solidarité internationale s'est mise en place au cours de la dernière décennie pour lutter contre ce fléau et endiguer son expansion.

Il est communément reconnu que la transmission du VIH se fait par plusieurs voies, à savoir : la voie sexuelle, la voie sanguine et la transmission de la mère à l'enfant.

La transmission du VIH par voie sexuelle est celle qui concerne la vaste majorité des personnes nouvellement infectées. Il est indispensable de pouvoir maitriser cette voie de transmission pour induire des baisses annuelles significatives des taux d'infection, voire annuler le nombre de nouvelles infections à VIH.

En 2012, l'OMS a publié des directives sur les partenaires sérodiscordants et a préconisé que l'on propose une thérapie antirétrovirale au partenaire vivant avec le VIH et ce, indépendamment de leur numération de CD4. Des études ont indiqué que les médicaments antirétroviraux peuvent réduire la probabilité d'infection à VIH chez les personnes non infectées. [1]

Ces nouvelles directives encouragent les partenaires à passer régulièrement des tests de dépistage afin de connaître leur statut VIH.

Selon les mêmes directives, « les partenaires qui passent le test ensemble et se dévoilent mutuellement leur sérologie VIH sont plus susceptibles d'adopter des comportements destinés à protéger leur partenaire que lorsqu'ils le font seuls.

Un autre bénéfice potentiel du dépistage et de la divulgation des résultats en couple est que les couples peuvent se soutenir mutuellement, si l'un des partenaires ou les deux sont séropositifs au VIH, pour accéder au traitement et l'observer, ainsi que pour empêcher la transmission du VIH à leurs enfants.» [3]

La particularité au Mali est qu'un grand pourcentage des personnes infectées n'est pas scolarisé, donc ayant une mauvaise connaissance ou pas du tout sur le VIH et de ses modes de transmission. [2]

C'est dans le but de contribuer à la maitrise de la transmission du VIH en général et par la voie sexuelle en particulier, que nous avons entrepris la présente étude.

Les résultats de cette étude serviraient d'appui conseil pour les décideurs politiques en matière de santé publique.

1.1. Objectif général

Evaluer le risque conjugal d'exposition au VIH des époux ou épouses des patients suivis à l'USAC/CNAM

1.2. Objectifs spécifiques

- Déterminer la fréquence des rapports sexuels non protégés des PVVIH.
- Déterminer la proportion de PVVIH qui n'a pas partagé leur statut VIH avec leur partenaire sexuel.
- Déterminer la fréquence de détectabilité de la charge virale au moment des rapports sexuels non protégés.

2. GENERALITES

2.1. DESCRIPTION DE L'AGENT PATHOGENE

2.1.1. Les rétrovirus

Le Virus de l'Immunodéficience Humaine ou VIH appartient à la famille des Rétrovirus. Ces virus sont très fréquents dans diverses espèces animales. Les 2 groupes de rétrovirus associés à des pathologies chez l'homme sont le HTLV (Human Tcell Leukemia Virus) et le VIH. Deux types de VIH (VIH-1 et VIH-2) ont été isolés chez l'homme. De très loin, c'est le VIH-1 qui prédomine à l'échelle mondiale [4].

Il n'existe pas un seul mais de très nombreux virus VIH génétiquement très proches. On a dénombré, pour le VIH-1, 3 groupes distincts, les groupes M, N et 0. Le groupe M (majoritaire) regroupe 9 sous-types (A-D, F-H, J-K). En France et dans les pays occidentaux, prédomine le sous-type B et dans le monde, le sous-type C. Les différents sous-types sont également capables de se recombiner (Circulating Recombinant Forms) [4]. Le VIH, comme tous les rétrovirus, possède la particularité de transformer son matériel génétique natif, l'ARN, en ADN grâce à une enzyme clé, la transcriptase inverse (TI) et celle de s'intégrer dans le génome de la cellule qu'il infecte grâce à une enzyme virale, l'intégrase.

2.1.2. La Structure des VIH

Comme tous les rétrovirus, les VIH1 et VIH2 sont libérés par bourgeonnement à la surface des cellules qui les produisent. Le virus possède une membrane, une matrice et une capside.

- La membrane est d'origine cellulaire et est ancrée les molécules de glycoprotéines d'enveloppe externe (appelées gp120) et

de glycoprotéines transmembranaires (appelées TM ou gp141).
- L'intérieur de la particule virale est tapissé de molécules correspondantes aux protéines de la matrice (appelées MA ou p17).
- La capside virale est constituée de protéine interne du virus (appelée CA ou p24), des protéines de la nucléocapside (appelées NC ou p7-p9), deux des trois enzymes virales nécessaires à sa réplication et le matériel génétique du virus constitué de molécules ARN identiques.

2.1.3. Le cycle de réplication du VIH

✓ Pénétration du VIH dans les cellules cibles :
- le VIH pénètre dans le lymphocyte CD4 après reconnaissance (par la

glycoprotéine gp120 de l'enveloppe du virus) des molécules (ou récepteurs) CD4 présentes à la surface du lymphocyte ;

- après pénétration, le VIH libère à l'intérieur du lymphocyte les 3 enzymes virales (transcriptase inverse, protéase et intégrase) et l'ARN qu'il contient.

✓ Synthèse d'ADN proviral : à l'intérieur du lymphocyte, l'ARN du VIH est transformé en ADN (appelé ADN proviral) grâce à la transcriptase inverse.

✓ Intégration de l'ADN proviral à l'ADN du lymphocyte :
  - l'ADN proviral du VIH est intégré à l'ADN lymphocytaire grâce à l'intégrase ;
  - à ce stade, le virus est appelé provirus.

- ✓ Transcription de l'ADN en ARN et formation de protéines virales :
    - à l'intérieur du noyau, l'ADN viral est transformé en ARN ;
    - l'ARN viral sort du noyau, puis des protéines virales sont synthétisées par l'intermédiaire des ARN messagers.
- ✓ Clivage des protéines virales : les protéines virales sont découpées par la protéase en protéines de plus petite taille.
- ✓ Assemblage des protéines virales et formation de nouveaux virus : les protéines virales clivées sont assemblées autour de l'ARN pour former de nouveaux virus, qui sortent par bourgeonnement à l'extérieur de la cellule et sont libérés dans la circulation sanguine ; ils vont infecter d'autres cellules.[5]

2.2. PHYSIOPATHOLOGIE

Dès l'infection primaire, le virus se réplique activement et diffuse dans l'organisme. Des réservoirs viraux sont ainsi constitués, avec intégration du virus dans les cellules (ganglions, tissu lymphoïde du tube digestif) lui permettant d'échapper ainsi à la reconnaissance par le système immunitaire. Les cellules cibles du virus sont :

- ❖ les lymphocytes CD4 ;
- ❖ les monocytes/macrophages ;
- ❖ les cellules de la microglie cérébrale.

Le VIH détruit progressivement le système immunitaire en infectant les lymphocytes CD4 (mécanisme direct) et en entraînant une activation immunitaire qui conduit à de multiples phénomènes immunitaires pathologiques dont la destruction des lymphocytes CD4 (mécanisme indirect). Lorsque les lymphocytes CD4 sont inférieurs à 200/mm3, surviennent alors les infections opportunistes avec l'apparition du sida clinique.

En raison de l'établissement précoce de réservoirs viraux, de la persistance d'une réplication à minima du virus, conduisant à la sélection de virus échappant aux réponses immunes de l'hôte, les traitements antirétroviraux, même hautement efficaces (HAART), n'ont pas permis à ce jour l'éradication du virus.

Les lymphocytes CD4 se renouvellent rapidement jusqu'à ce que les altérations des organes lymphoïdes centraux (thymus) ne permettent plus leur régénération [4].

2.3 MODES DE TRANSMISSION

2.3.1 Transmission par voie sexuelle

La transmission sexuelle du VIH est le mode de contamination de loin le plus fréquent (supérieur à

90% à l'échelle mondiale). Cette transmission peut s'effectuer lors de rapports hétérosexuels ou homosexuels avec une personne contaminée.

Certains facteurs locaux augmentent le risque: rapport anal, lésion génitale, saignement, coexistence d'une infection sexuellement transmissible. Le risque de transmission du VIH sont variables selon la nature du rapport, ainsi en cas de rapport oral (fellation réceptive) le risque est estimé à 0,04% ; en cas de rapport anal réceptif entre hommes (pénétration par un partenaire VIH +), il est estimé à 0,82% et en cas de rapport vaginal il est estimé à 0,1%. [6]

2.3.2 Transmission par voie sanguine

Les transfusions de sang contaminé; les injections au moyen de seringues et d'aiguilles contaminées et l'utilisation d'instruments non stérilisés pour percer la peau permettent la transmission par voie sanguine. Dans d'autres pays du monde comme la

Russie et l'Ukraine, la consommation de drogues par injection constitue le mode de transmission courant. [7].

En cas d'accident d'exposition au sang ou à un autre liquide biologique contaminé, un traitement antirétroviral préventif peut-être administré pour une durée courte (un mois) en fonction de l'évaluation du risque.

2.3.3 Transmission vertical (mère-enfant ou TME)

Le risque de transmission verticale varie selon l'état clinique et biologique de la mère ; il est corrélé à l'intensité de sa charge virale. Cette transmission peut se faire de 3 façons : in utéro c'est à dire le dernier trimestre de la grossesse avec un risque à 5 %, en per-partum, et par allaitement maternel (10-15% des transmissions de la mère à l'enfant, avec 1% de risque additionnel par mois d'allaitement les six premiers mois).

Les autres infections sexuellement transmissibles (en particulier celles qui causent des ulcérations génitales) augmentent le risque de transmission du VIH.

La TME est maximalement réduite par l'administration d'antirétroviraux chez la mère, soit à visée thérapeutique si l'état clinique ou biologique de la mère nécessite un traitement, soit uniquement à but prophylactique pour réduire la transmission dès le deuxième trimestre de la grossesse. De plus, un traitement post- exposition est administré à l'enfant après la naissance. L'allaitement doit être proscrit dans les pays où cela est possible. [7]

2.3.4 Facteurs de risques de la transmission sexuelle

Les trois principaux facteurs de risque de transmission sexuelle du VIH sont [5]:

- ❖ l'importance de la charge virale dans le sang, celle-ci entraînant la présence d'une

quantité élevée de virus dans les sécrétions génitales ;
- ❖ l'existence de lésions génitales, surtout si elles sont ulcérées, qui facilitent la pénétration du virus à travers la muqueuse (par exemple, ulcères herpétiques) ;
- ❖ la multiplicité des partenaires sexuels, qui augmente le risque de contact avec un partenaire infecté par le VIH.

D'autres facteurs de risque existent: [5]
- facteurs augmentant le risque de transmission du VIH : infection à VIH1 (plus virulent que le VIH-2), rapports sexuels au moment des règles, absence de circoncision chez l'homme ;
- facteurs augmentant le risque de contact avec un partenaire infecté par le VIH : rapports sexuels précoces, recours à la prostitution, faible statut de la femme (insuffisance de ressources conduisant à la

prostitution, situation de dépendance économique vis-à-vis du partenaire empêchant de « négocier » les rapports sexuels, manque d'accès à l'éducation sexuelle). [5]

2.3.5 Impact socio-anthropologique du VIH/SIDA sur la vie de couple

2.3.5.1 Approche anthropologique de l'étude du SIDA

Il faut lever le malentendu qui s'est instauré à propos de l'apport des sciences sociales à la lutte contre le sida. [34]

L'anthropologie doit être utilisée non pour identifier les pratiques ou les comportements culturels afin de les stigmatiser, mais de les comprendre.

L'épidémie s'est développée dans une période ou médecins, biologistes, épidémiologistes, décideurs politiques commençaient à se poser un certain nombre de questions sur les aspects éthiques, sociaux, culturels de leurs pratiques, de leurs recherches. Ils ont donc commencé à faire appel aux sciences sociales pour les accompagner dans cette réflexion. [34]

2.3.5.2　SIDA et processus sociaux

«Le SIDA est une maladie qui emprunte les lignes de faille de la société ». L'étude des réactions à une maladie telle que le SIDA révèle des tensions et des conditions sociales existant avant l'épidémie et qui sont accentuées par des phénomènes socioculturels plus vastes et de les comprendre. [8]

Pour différentes raisons, des auteurs ont aussi exprimé leur réserve à propos de l'identification de «groupes à risques» en tant qu'entités bien déterminées, plutôt que l'identification de «comportements à risque» terme plus descriptif et de valeur plus neutre. [8]

La stratification économique constitue une autre «ligne de faille de la société». Le SIDA est identique aux autres maladies épidémiques dans le sens où ils se développent aux moments, aux endroits et dans les populations déjà touchées par des difficultés économiques. [8]

2.3.5.3 SIDA chez la femme

Awa Marie Coll. SECK écrit « le problème du Sida chez la femme africaine est essentiellement un problème d'inégalité entre l'homme et la femme ». Pour l'auteur, la femme est doublement victime du sida. Elle est particulièrement exposée, soumise plus jeune à des rapports sexuels, entrainée a la prostitution pour des raisons économiques ou infectée par un mari qui a des partenaires multiples. [33]

2.3.5.4 Notion de couple en Afrique subsaharienne

En effet, dans les sociétés africaines, où se côtoient divers types d'unions (unions polygames et monogames, unions formelles et informelles, unions coutumières et légales), définir ce que recouvre la notion de couple est une entreprise périlleuse. Les types de couple sont multiples, et les rapports conjugaux connaissent de profondes mutations actuellement.
Dans bien des régions, la société traditionnelle, essentiellement fondée sur l'agriculture, favorisait

la perpétuation du lignage (auquel appartient la terre) lors de la constitution des couples. Dans ce système, le lien conjugal était faible et passait après le lien lignager. Les femmes ayant peu de pouvoir de décision et peu d'autonomie, avoir de nombreux enfants représentait le seul moyen pour elles d'acquérir pouvoir, respect, accès à la terre et aux ressources.

L'accès des filles à l'instruction et leur entrée sur le marché du travail salarié rend les nouvelles mères plus autonomes dans leurs choix, augmente leur pouvoir de négociation, en fait de plus en plus partenaires de leur mari dans le couple. [9]

2.3.5.5 Stabilité des relations sexuelles

Une relation sexuelle est une relation sociale, économique et physique unissant deux personnes ayant des rapports sexuels. Ces relations sexuelles ne se font pas de façon aléatoire, mais répondent à des règles sociales, culturelles, économiques qui définissent les types de relation présents dans la société.

Elles sont caractérisées par leur stabilité. Si les relations sont stables, le réseau sexuel est stable et la probabilité de diffusion du VIH à l'intérieur n'est pas accrue avec le temps. [9]

2.4 ASPECTS CLINIQUES

L'histoire naturelle est bien connue grâce aux nombreuses études de cohorte.
Elle comporte les étapes suivantes : primo-infection, la latence clinique (phase asymptomatique) et la maladie ou la phase sida. Toute fois en Afrique, ces aspects fascinent des spécificités en décrivant deux phases dans la maladie liée au VIH. [12,19]
- Une phase précoce commençant avec l'apparition d'un risque significatif de maladies mortelles non opportunistes au sens strict, mais d'incidence croissante avec l'immunodépression : tuberculose, maladies bactériennes et le paludisme. En, Afrique subsaharienne, ces trois maladies occupent dans cet ordre les premiers rangs des affections liées au VIH. En plus de leur association à l'infection à VIH, elles constituent les causes fréquentes de morbidité dans la population générale.
- Une seconde phase plus tardive, le risque de développer ces maladies persistent, mais s'y rajoute un risque croissant d'infections opportunistes classiques du stade C de classification des CDC (Center for Control Disease and prévention). Parmi, celles-ci certaines sont moins fréquentes en Afrique qu'en Europe (pneumocystose, lymphome, etc.....), d'autres ont

une fréquence variable entre les pays : la toxoplasmose est plus fréquente en Côte d'Ivoire qu'en Afrique du sud, la cryptococcose plus fréquente à l'Est qu'à l'Ouest alors que pour les infections invasives à CMV, nocardioses sont mal connues en raison de la déficience des plateaux techniques.

2.4.1 L'infection primaire

La primo-infection a une symptomatologie plus méconnue qu'inconstante. Elle survient deux à six semaines après la contamination à une période de réplication virale intense. Au cours de cette réplication la charge virale plasmatique du VIH culmine très fréquemment à plus de 106 copies ARN-VIH/ml. Les manifestations cliniques et biologiques de l'infection primaire sont peu spécifiques et réalisent un syndrome pseudo-grippal. La fièvre est présente dans 90 % des cas. Ainsi une primo-infection à VIH doit être recherchée devant les signes cliniques compatibles avec un syndrome viral aigu (fièvre persistante plus d'une semaine) associée à des poly adénopathies et/ou des manifestions cutanéomuqueuses et/ou neurologiques, et/ou après toute situation à risque sexuel. Ils sont associés à des anomalies biologiques et hématologiques (thrombopénie, neutropénie, hyperleucocytose ou lymphopénie précoce, et une cytolyse hépatique). [13]

La médiane de la durée de l'évolution d'une primo-infection est de 2 semaines [20] mais certains symptômes peuvent persister plusieurs semaines.

Les principaux diagnostics différentiels du syndrome de primo-infection à VIH sont : les syndromes mononucléosiques (EBV, CMV, Toxoplasmose), les hépatites virales aiguës, la grippe, la rubéole, et la syphilis. [13,21] La phase asymptomatique (maladie de catégorie A) persiste pendant un temps variable durant lequel l'individu infecté se porte bien, sans signe de maladie si ce n'est parfois la présence d'adénopathies généralisées persistantes (AGP) définis par la présence de ganglion hypertrophié dans au moins deux sites autres qu'inguinaux.

A ce stade, l'essentiel de la réplication virale se situe dans le tissu lymphoïde (par exemple les cellules dendritiques folliculaires). La virémie est soutenue, avec une baisse du taux de cellules CD4 fonction de l'importance de la charge virale, encore qu'habituellement entre 50 et 150 cellules /année.

2.4.2 La phase Sida

Les patients au cours du VIH sont classés selon le type d'infection opportuniste qu'ils présentent. Ainsi, une classification basée sur les signes cliniques a été proposé par le CDC en 1986 puis par l'OMS en 1990 révisée en 2006. Ces classifications (ci-dessous indiquées) sont simples, et distinguent uniquement les groupes sans renseigner sur le pronostic de la maladie. En revanche, la classification du CDC a été révisée 1993 et détermine une Corrélation entre le taux de CD4 et l'évolution clinique du SIDA. [1, 14]

❖ <u>Classification en stades cliniques proposés par l'OMS révisée en 2006 :</u>

Stade clinique 1 :
- Patient asymptomatique.
- Adénopathies persistantes généralisées.
- Degré d'activité 1 : patient asymptomatique, activité normale.

Stade clinique 2 :
- Perte de poids inférieure à 10% du poids corporel.

- Manifestations cutanéomuqueuses mineures (dermatite séborrhéique, prurigo, atteinte fongique des ongles, ulcérations buccales récurrentes, chéilite angulaire).
- Zona, au cours des cinq dernières années.
- Infections récidivantes des voies respiratoires supérieures (sinusite bactérienne, par exemple). Et/ou degré d'activité 2 : patient symptomatique, activité normale.

Stade clinique 3 :
- Perte de poids supérieure à 10 % du poids corporel.
- Diarrhée chronique inexpliquée pendant plus de 1 mois.
- Fièvre prolongée inexpliquée (intermittente ou constante) pendant plus de 1 mois.
- Candidose buccale (muguet).
- Leucoplasie chevelue buccale.
- Tuberculose pulmonaire, dans l'année précédente.
- Infections bactériennes sévères (pneumopathie, pyomyosite, par exemple). Et/ou degré d'activité 3 : patient alité moins de la moitié de la journée pendant le dernier mois.

Stade clinique 4 :
- Syndrome cachexisant du VIH, selon la définition des CDC.
- Pneumopathie à Pneumocystis jiroveci.
- Toxoplasmose cérébrale.
- Cryptosporidiose, accompagnée de diarrhée pendant plus de 1 mois.
- Cryptococcose extra-pulmonaire.
- Cytomégalovirose (CMV) touchant un autre organe que le foie, la rate ou les ganglions lymphatiques.
- Herpès cutanéomuqueux pendant plus de 1 mois ou viscéral quel qu'en soit la durée.
- Leuco encéphalopathie multifocale progressive.
- Toute mycose endémique généralisée (histoplasmose, coccidioïdomycose, par exemple).
- Candidose de l'œsophage, de la trachée, des bronches ou des poumons.
- Mycobactériose atypique, généralisée.
- Septicémie à salmonelles non typiques.
- Tuberculose extrapulmonaire.
- Lymphome.
- Maladie de Kaposi

- Encéphalopathie à VIH, selon la définition de CDC. Et/ou degré d'activité 4 : patient alité plus de la moitié de la journée pendant le dernier mois.

Remarque : les diagnostics sont acceptables qu'ils soient de certitude ou présomptif.

❖ <u>Catégories cliniques selon les classifications et définitions du Sida de 1993 :</u>

Catégorie A
Un ou plusieurs des critères listés ci-dessous chez un adulte ou un adolescent infecté par le VIH, s'il n'existe aucun des critères des catégories B et C :
- infection VIH asymptomatiqu ;
- Lymphadénopathie généralisée persistante ;
- primo-infection symptomatique.

Catégorie B
Manifestations cliniques chez un adulte ou un adolescent infecté par le VIH ne faisant pas partie de la catégorie C et qui répondent au moins à l'une des conditions suivantes : elles sont liées au VIH ou indicatives d'un déficit immunitaire ; elles ont une évolution clinique ou une prise en charge thérapeutique compliquée par l'infection VIH.
Les pathologies suivantes font partie de la catégorie B, la liste n'est pas limitative :

- Angiomatose bacillaire ;
- Candidose oro-pharyngée ;
- Candidose vaginale, persistante, fréquente ou qui répond mal au traitement ;
- Dysplasie du col (modérée ou grave), carcinome in situ ;
- Syndrome constitutionnel : fièvre (≥ 38,5°C) ou diarrhée supérieure à 1mois ;
- Leucoplasie chevelue de la langue ;
- Zona récurrent ou envahissant plus d'un dermatome ;
- Purpura thrombocytopénique idiopathique ;
- Salpingite, en particulier lors de complications par des abcès tubo-ovariens ;
- Neuropathie périphérique.

Catégorie C
Cette catégorie correspond à la définition du Sida chez l'adulte. Lorsque le sujet a présenté une des pathologies de cette liste, il est classé définitivement dans la catégorie.
- Candidose bronchique, trachéale ou pulmonaire ;
- Candidose de l'œsophage ;
- Cancer invasif du col ;
- Coccidioïdomycose, disséminée ou extra-pulmonaire ;
- Cryptococcose extra-pulmonaire ;

- Cryptosporidiose intestinale supérieure à 1 mois ;
- Infection à CMV (autre que le foie, rate ou ganglions) ;
- Rétinite à CMV (avec altération de la vision) ;
- Encéphalopathie due au VIH ;
- Infection herpétique, ulcères chroniques supérieures à 1 mois ;
- Infection herpétique, ulcères chroniques supérieurs à 1 mois, ou bronchique, pulmonaire, ou œsophagienne ;
- Histoplasmose disséminée ou extra-pulmonaire ;
- Isosporose intestinale chronique (supérieure à 1 mois) ;
- Maladie de Kaposi ;
- Lymphome de Burkitt ;
- Lymphome cérébral primaire ;
- Infection à Mycobacterium avium ou Mycobacterium kansasii, disséminée ou extra-pulmonaire, Infection à Mycobacterium tuberculosis, quel que soit le site (pulmonaire ou extra-pulmonaire) ;
- Infection à mycobactérie, identifiée ou non, disséminée ou extrapulmonaire ;
- Pneumonie à Pneumocystis juroveci ;
- Pneumopathie bactérienne récurrente ;

- Septicémie à Salmonella non Typhi récurrente ;
- Toxoplasmose cérébrale ;
- Syndrome cachectique dû au VIH.

Cette catégorie est hiérarchique, c'est-à-dire qu'un sujet classé dans la catégorie B ne peut passer dans la catégorie A lorsque les signes cliniques ont disparu.

2.5 OUTILS DIAGNOSTIQUES

2.5.1 Le Diagnostic sérologique

2.5.1.1 Les Tests immunoenzymatiques (ELISA) [14]

La détection des anticorps anti-VIH repose sur des tests immunoenzymatiques de type ELISA. Les tests de quatrième génération utilisés actuellement en France sont très sensibles. Ils permettent la détection combinée de la protéine p24 du VIH-1 et des anticorps IgM et IgG anti-VIH-1 et anti-VIH-2. Ces tests permettent de réduire de quelques jours la fenêtre sérologique pendant laquelle la sérologie est négative au cours de la primo-infection. Par ailleurs, des tests dits rapides avec une réponse en quelques minutes ou heures sont aussi disponibles et facilement réalisables sans appareillage sophistiqué. Ils sont utilisés dans un contexte d'urgence ou d'accident d'exposition.

2.5.1.2 Le Western-Blot

Le Western-Blot [14] permet la détection des anticorps dirigés contre les différentes protéines du VIH : glycoprotéines d'enveloppe (gp160, gp120, gp41), protéines de core codées par le gène gag (p55, p24, p17) et enzymes codées par le gène pol (p 66, p51, p31).

Les critères de positivité sont ceux définis par l'OMS et consistent en la présence d'anticorps matérialisés visuellement par des bandes vis-à-vis d'au moins deux glycoprotéines d'enveloppe, gp41, gp120 ou gp160. En pratique, sur le sérum à tester sont pratiqués deux tests de dépistage de type ELISA (ou un test ELISA et un test rapide) détectant les anticorps anti-VIH-1 et VIH-2.

Si le résultat est doublement négatif, on peut affirmer l'absence de séroconversion vis-à-vis du VIH et donc, sauf dans le cas d'une forte suspicion de primo-infection très récente, l'absence d'infection par le virus.

Si le résultat est dissocié ou doublement positif, on a recours au Western-Blot.

La présence sur le Western-Blot de bandes ne remplissant pas les critères de positivité définit un Western-Blot indéterminé qui peut traduire une séroconversion VIH-1 en cours ou une infection VIH-2.

2.5.1.3 Quantification de l'ARN viral plasmatique :

La mesure directe par RT-PCR (Reverse Transcriptase – Polymérase Chain Réaction) de l'ARN viral dans le plasma est le test qui permet d'évaluer l'intensité de la réplication virale. C'est un test couramment utilisé dans la surveillance d'un patient infecté par le VIH qu'il soit traité ou non. Les tests de quantification de charge virale sont le plus fréquemment prescrits pour le suivi virologique d'un patient infecté qu'il soit traité ou non. Ils peuvent également être prescrits en cas de suspicion de primo-infection, car l'ARN viral plasmatique est le marqueur qui apparait le plus précocement après le comptage (8 à 17 jours, 10 jours en moyenne) ou dans le cadre du diagnostic de l'infection chez l'enfant né de mère séropositive. Le prélèvement de sang doit être fait sur EDTA et, du fait de la fragilité du virus, le plasma doit être décanté et congelé dans les 6 heures qui suivent le prélèvement. [32]

2.6 Prise en charge thérapeutique du VIH [29]

2.6.1 Principe du traitement antirétroviral :

2.6.1.1 Objectif

Le principal objectif du traitement antirétroviral est de rendre et de maintenir la charge virale indétectable afin de restaurer l'immunité, permettant d'augmenter l'espérance de vie et d'améliorer la qualité de vie des patients.

2.6.1.2 Principes

C'est un traitement à vie, qui nécessite une excellente observance de la part des patients et un suivi intensif de la part du personnel soignant.

Le traitement antirétroviral est une multi thérapie associant généralement deux inhibiteurs nucléosidiques/nucléotidiques de la transcriptase inverse (INTI) à un inhibiteur non nucléosidique de la transcriptase inverse ou un inhibiteur de protéase (IP) ou un inhibiteur d'intégrase.

Les combinaisons thérapeutiques fixes doivent être privilégiées pour favoriser l'observance et diminuer le coût de la prise en charge pour le pays.

Les molécules utilisées doivent figurer sur la liste des médicaments essentiels du Mali ou bénéficier d'une autorisation spéciale et seront nécessairement pré-qualifiés par l'OMS.

2.6.2 Protocoles thérapeutiques antirétroviraux chez l'adulte et l'adolescent

2.6.2.1 Indications du traitement

L'indication du traitement se fera en fonction de l'état clinique, immunologique et/ou virologique du patient.

2.6.2.2 Si la numération des lymphocytes T CD4 est disponible

On se basera sur la clinique et/ou le comptage des lymphocytes T CD4

Stade III ou IV OMS, quel que soit le taux de lymphocytes T CD4
Stade I ou II OMS avec un taux de lymphocytes T CD4=< 350/mm3

Pour les patients I ou II OMS ayant un taux de lymphocytes T CD4 supérieur à

350 et inférieur à 500/mm3, le traitement sera discuté en fonction de :

- L'évolution clinique
- L'existence de comorbidités : hépatite B, hépatite C, néphropathie ou autre atteinte d'organe liée au VIH.
- charge virale quand elle est disponible (charge virale supérieure à 100.000 copies/ ml à deux contrôles)
- La motivation du patient
- Le taux de lymphocytes T CD4<15% des lymphocytes totaux Pour les patients asymptomatiques avec des lymphocytes T CD4 supérieur à 350 et inférieur à 500/mm3 et une charge virale <100.000copies/ml, le traitement n'est pas recommandé et l'on procèdera à une surveillance des lymphocytes TCD4 tous les 3 à 6 mois selon les cas.
-

2.6.2.3 Si la numération des lymphocytes T CD4 n'est pas disponible

On se basera sur la clinique et le taux des lymphocytes T CD4 totaux.

> Stade III et IV OMS quel que soit le taux des lymphocytes totaux
>
> Stade I et II OMS avec un taux des lymphocytes totaux <2100/ mm3

2.6.2.4 Schémas thérapeutiques [17,18]

Est considéré comme schéma de première ligne tout schéma de première intention prescrit chez un sujet naïf (exception faite de la PTME) de tout traitement antirétroviral. Toute substitution en cas d'intolérance par exemple est aussi considérée comme un schéma alternatif de première ligne.

Est considéré comme schéma de deuxième ligne tout schéma prescrit après échec thérapeutique de première ligne.

2.6.2.4.1 Schémas de première ligne pour le VIH 1

Il associe deux inhibiteurs nucléosidiques/nucléotidiques de la transcriptase inverse (INTI) et un inhibiteur non nucléosidique de la transcriptase inverse (INNTI)

Les régimes préférentiels en première intention sont les suivants :

Zidovudine (ZDV, AZT) + Lamivudine (3TC) + Névirapine (NVP)
Zidovudine (ZDV, AZT) + Lamivudine (3TC) + Efavirenz (EFV)
Tenefovir(TDF)+Lamivudine (3TC) ou Emtricitabine (FTC)+Efavirenz(EFV)
Tenefovir(TDF)+Lamivudine (3TC) ou Emtricitabine (FTC)+Névirapine(NVP)

Le régime alternatif suivant est possible :

Abacavir (ABC) + Lamivudine (3TC) + Efavirenz (EFV)

La d4T contenue actuellement dans les schémas en cours devra être progressivement substituée par un autre inhibiteur nucléosidique/nucléotidique de première ligne.

2.6.2.4.2 Cas particuliers

2.6.2.4.2.1 Traitement antituberculeux et antirétroviraux

Il existe des interactions médicamenteuses entre les INNTI ou les IP et la Rifampicine. La Névirapine n'est pas recommandée en raison de son hépatotoxicité additive à celle des antituberculeux. L'EFV sera préférée parmi les INNTI.

Zidovudine(AZT) +Lamivudine(3TC) ou Emtricitabine(FTC)+Efavirenz(EFV)
Ténofovir (TDF) + Emtricitabine (FTC) ou Lamivudine(3TC)+Efavirenz(EFV)

L'initiation du traitement antirétroviral se fera selon les modalités suivantes :

- Tuberculose révélatrice d'une infection à VIH : commencer d'abord par le traitement antituberculeux, puis le traitement ARV dès que possible dans 7 à 10 jours.
- En cas de découverte de la tuberculose sous traitement ARV, adapter le traitement :
    - Si deux INTI + EFV ne pas changer le schéma en cours ;

⬢ Si deux INTI + NVP substituer la NVP par EFV ou 3INTI ou continuer deux INTI+NVP en renforçant le contrôle des transaminases : J5, J15, M1, M2, et M3.

En cas de tuberculose chez un patient VIH-2, utiliser une ligne temporaire composée de 3INTI : AZT+3TC+ABC.

2.6.2.4.2.2 Prise en charge des patients infectés par le VIH2 ou coinfection VIH1-VIH 2 (ou patients infectés par le VIH1 du groupe O)

Le choix thérapeutique doit exclure les inhibiteurs non nucléosidiques de la transcriptase inverse qui ne sont pas efficaces sur le VIH 2 ou sur le VIH 1 de groupe O. On utilisera les schémas thérapeutiques associant des inhibiteurs nucléosidiques/nucléotidiques de la transcriptase inverse à un inhibiteur de protéase boosté (IP-r) ou 3INTI.

Zidovudine (AZT) + Lamivudine (3TC) + Lopinavir/Ritonavir (LPV/r)

Les alternatives thérapeutiques en cas de toxicité, d'intolérance ou d'interaction médicamenteuse sont les suivantes :

- Zidovudine (AZT) + Lamivudine (3TC) + Indinavir/Ritonavir (IDV/r) ou Saquinavir/Ritonavir ;
- Abacavir (ABC) + Lamivudine (3TC) + Indinavir/Ritonavir (IDV/r) ou Saquinavir/Ritonavir ;
- Zidovudine (AZT) + Lamivudine (3TC) + Abacavir (ABC).

2.6.2.4.2.3 Cas des patients ayant déjà reçu un traitement antirétroviral

- **Patients ayant interrompu leur traitement antirétroviral de 1ère ligne**

Certains patients qui ont déjà reçu un traitement ARV de 1ère ligne dans le passé mais l'ont interrompu peuvent se présenter dans les structures de santé. Un bilan approfondi (histoire thérapeutique, clinique, TCD4, charge virale) selon les résultats des examens biologiques disponibles et/ou la durée de l'interruption du traitement ARV (> 3mois) sera effectué afin de leur proposer le meilleur traitement en fonction des molécules disponibles.

S'il n'y a pas de suspicion de résistance aux ARV, le traitement initialement reçu pourra être reconduit.

S'il y a suspicion de résistance, il faut le considérer comme en échec thérapeutique et proposer un schéma de 2ème ligne.

- Patients ayant interrompu leur traitement antirétroviral de 2ème ligne ;
- Patients déjà sous traitement avec d'autres régimes ARV

Les patients observants et traités efficacement par un schéma thérapeutique différent des schémas préferentiels actuels seront maintenus sur cette ligne thérapeutique en tenant compte de la disponibilité des ARV et des interactions médicamenteuses.

Cependant, tous les patients qui étaient au préalable sous un schéma de multithérapie contenant de l'Indinavir seul, doivent bénéficier de l'Indinavir associé au ritonavir.

2.6.2.4.2.4 En cas d'hépatites virales

✓ **En cas d'hépatite virale B**

Traiter tous les patients co-infectés VIH/VHB quel que soit le niveau des lymphocytes TCD4. Commencer par une combinaison contenant du TDF et 3TC ou FTC.

On privilégiera également l'Efavirenz à la Névirapine pour le VIH 1 et un IP boosté pour le VIH 2.

✓ **En cas d'hépatite virale C**

En cas d'indication du traitement pour le VIH, il faudra également éviter la Névirapine et référer à un centre spécialisé.

2.6.2.4.3   Traitement de 2ème ligne

Il est indiqué chez un patient en échec thérapeutique documenté. Chez un patient en échec thérapeutique du fait d'une inobservance caractérisée, il faudra reprendre l'éducation thérapeutique du patient et renforcer l'observance avant d'envisager tout changement de ligne thérapeutique.

2.6.2.4.3.1 Définition de l'échec thérapeutique

La documentation d'un échec thérapeutique est basée sur des critères cliniques, immunologiques et virologiques.

✓ Echec clinique

- Détérioration clinique avec apparition de nouvelles maladies opportunistes ou récurrence de maladies opportunistes autres que la tuberculose.
- Survenue ou récurrence d'une affection du stade OMS III ou IV

L'échec clinique pose un diagnostic différentiel avec syndrome de reconstitution immune.

Ici on observe une détérioration clinique sous ARV entre le 1er et le 6ème mois. Ceci associé à une bonne évolution immunologique et virologique.

✓ Echec immunologique

- Si le taux de lymphocytes TCD4 reste<100/mm3 à M12
- Retour du nombre de lymphocytes TCD4 au niveau ou sous le niveau pré thérapeutique, en l'absence de la survenue d'une infection concomitante pouvant expliquer cette baisse
- Baisse de plus de 50% du nombre de lymphocytes TCD4 par rapport au pic atteint sous traitement en l'absence de survenue d'une infection concomitante pouvant expliquer cette baisse

Si le patient est asymptomatique, une confirmation par un 2ème dosage du taux de lymphocytes TCD4 est immédiatement indiquée. L'échec immunologique sera alors évoqué si le taux de lymphocytes TCD4 reste bas.

✓ Echec virologique

- Impossibilité de réduire la charge virale à un niveau indétectable après 06 mois d'un premier traitement bien conduit
- Une charge virale détectable après une période de succès virologique

L'échec thérapeutique doit être documenté par deux mesures de la charge virale à un mois d'intervalle. Mais la constatation d'un échec clinique et immunologique patent permet d'affirmer l'échec de la première ligne du traitement.

2.7 Prévention de la transmission du VIH [5]

2.7.1 Dépistage de l'infection à VIH

L'objectif du dépistage en tant que moyen de prévention de l'infection à VIH est de permettre aux personnes informées de leur statut sérologique d'adopter des comportements à moindre risque de transmission.

- **Stratégie opt-in ou « méthode d'acceptation »**

Avec cette stratégie, le patient donne son accord, après information (counselling), pour la réalisation d'un test de dépistage du VIH par le consentement préalable, lequel peut être écrit ou oral. Puis l'annonce du résultat est faite en milieu de soins.

La stratégie opt-in s'appuie sur le counselling pré et post-test. Le temps important consacré au counselling peut être un frein à la mise en application de la stratégie opt-in.

- **Stratégie opt-out ou dépistage large en milieu de soins**

Avec la stratégie opt-out, le consentement du patient à la réalisation d'un test de dépistage du VIH est supposé implicite (d'où le nom de « méthode du consentement présumé ») :

La méthode postule que tout patient ayant recours aux soins donne son accord pour le dépistage VIH au même titre que pour les autres examens biologiques ; le prestataire de soins doit informer le patient de la réalisation d'une sérologie VIH mais au même titre que les autres tests, en lui détaillant l'ensemble du bilan biologique qui sera pratiqué.

Le patient peut s'y opposer mais doit alors clairement exprimer son refus (dans ce cas, le dépistage opt-in peut lui être proposé). La stratégie opt-out cst rccommandée par l'OMS en complément de la stratégie opt-in, avec comme objectifs : d'augmenter le dépistage de la population au travers des structures de soins ; de détecter et traiter plus précocement les personnes « séro-ignorantes » ; d'intégrer le dépistage de l'infection à VIH en routine pour tout le personnel de soins et de contribuer ainsi à la démystification de la maladie.

La stratégie opt-out peut comporter des limites :

- l'absence de counselling pré-test peut compliquer l'annonce d'une séropositivité par défaut d'information préalable ;
- l'absence de counseling post-test en cas de séronégativité peut conduire à ce que la personne ne reçoive pas les conseils nécessaires pour se protéger.

Dépistage chez les couples :

Le dépistage chez les couples consiste à proposer un dépistage simultané du VIH aux deux membres du couple ou à faire en sorte que le partenaire dépisté suggère un dépistage à son conjoint.

Le dépistage chez les couples a plusieurs intérêts :

- l'information est partagée dans le couple ;
- si les deux partenaires sont sérodifférents (près de la moitié des couples !), les mesures de prévention peuvent être renforcées afin d'éviter une contamination du partenaire non infecté ;

- le ou la partenaire dépisté(e) positif peut bénéficier d'un traitement ARV.

2.7.2 Communication Pour Le Changement De Comportement (CCC) avec promotion du préservatif: [5]

La CCC encourage les comportements à moindre risque et cherche à induire des changements de comportement durables au niveau de l'individu, de la communauté ou de la société. Dans le domaine de la prévention de l'infection à VIH, l'utilisation du préservatif est le message à privilégier :

- le port du préservatif est le moyen de prévention ayant prouvé la plus grande efficacité dans la transmission sexuelle du VIH ;
- réduire le nombre des partenaires sexuels et retarder l'âge des premiers rapports sont des messages à promouvoir ;
- expliquer que l'alcool est un puissant désinhibiteur et expose à des conduites sexuelles à risques important.

À l'inverse :

- la promotion de la fidélité est peu efficace dans la mesure où la plupart des transmissions du VIH chez l'adulte se font au sein des couples constitués ;
- les messages sur l'abstinence sont mal adaptés à la réalité et ont montré leur manque d'efficacité.

L'utilisation du préservatif masculin est plus facile à promouvoir que celle du préservatif féminin. En Afrique, le préservatif féminin est encore peu utilisé en raison de son coût, de la difficulté à se le procurer et des réticences des femmes. Il permet pourtant à la femme de contrôler sa protection.

2.7.3 Traitement ARV prophylactique en cas de violences sexuelles ou de rupture de préservatif [5]

En cas de violences sexuelles ou de rupture de préservatif, la prévention de la transmission sexuelle du VIH repose sur une chimio prophylaxie par les ARV administrés au sujet risquant d'être contaminé, après confirmation de sa séronégativité.
- le traitement prophylactique ARV est recommandé lorsque le sujet à l'origine du risque de contamination est connu infecté par le VIH ou de statut sérologique inconnu et a fortiori si le rapport a été traumatique.
- il doit être débuté le plus tôt possible, idéalement dans les 2 ou 3 premières heures suivant l'exposition, et au plus tard dans les 48 heures.
- Il s'agit d'une trithérapie ARV associant 2 INTI + 1 IP, de préférence AZT ou TDF + 3TC ou FTC + LPV.
- Quel que soit le choix des molécules utilisées, le plus important est la précocité du traitement.

2.7.4 Prévention de la transmission sanguine du VIH par le sang [5]

2.7.4.1 Prévention du risque transfusionnel (sang et produits dérivés)

- La prévention du risque transfusionnel de transmission du VIH fait appel à plusieurs mesures complémentaires :
- contrôle sérologique systématique des dons de sang ou de produits sanguins ;
- fidélisation et information des donneurs visant à limiter leur risque d'acquisition du VIH ;
- utilisation rationnelle des produits sanguins limitant le recours aux transfusions aux situations d'urgence et proscrivant les indications de « confort » (pour lesquelles il peut exister des alternatives à la transfusion).

2.7.4.2 Prévention de la transmission par les pratiques traditionnelles

L'utilisation d'objets n'étant pas à usage unique pour les pratiques traditionnelles (scarification, tatouage, excision, circoncision…) expose au risque de transmission du VIH.

La prévention du risque nécessite le respect des conditions d'hygiène standard.

Elle peut également faire appel à la stérilisation des objets coupants/tranchants, dans des conditions bien définies et après formation.

2.7.4.3 Prévention chez les usagers de drogues injectables

La politique de réduction des risques passe par l'accès aux seringues à usage unique, le sevrage ou le traitement de substitution.

2.7.5 Méthodes nouvelles de prévention de la transmission du VIH [5]

Circoncision :

Plusieurs études ont montré que la circoncision des hommes adultes réduit de 50 à 60 % le risque de transmission du VIH de la femme à l'homme (il n'y a en revanche pas d'impact dans le sens de la transmission homme-femme) (voir aussi Module 1). Cette efficacité a conduit l'OMS à recommander cette pratique.

Intérêts :

- réduction du risque de transmission du VIH de la femme à l'homme ;
- bénéfice optimum si elle est pratiquée dans l'enfance, avant la puberté et le premier contact sexuel.

Les limites :

- protection incomplète (50 à 60 %) ;
- problème d'hygiène et d'asepsie avec risque d'infections nosocomiales (y compris par le VIH) ;
- insuffisance de ressources humaines formées ;
- difficultés d'acceptation culturelle dans certaines sociétés

2.7.6 La stratégie « tester et traiter » ou le traitement ARV comme moyen de prévention [5]

Cette stratégie, également appelée « TasP » pour Treatment as Prevention, n'est qu'à l'état de projet actuellement. Elle consisterait à tester à grande échelle les personnes à risque de contracter le VIH et à traiter par ARV toutes celles qui sont infectées avec un bénéfice potentiel pour la communauté :

- l'intensification du dépistage, notamment grâce à la stratégie opt-out, conduirait à traiter précocement plus de personnes infectées ;
- en diminuant la quantité totale de virus circulant dans la communauté (notion de charge virale moyenne communautaire), le traitement ARV pourrait alors permettre de réduire le nombre des nouvelles infections.

Au niveau individuel, le principe d'utiliser le traitement comme moyen de prévention a déjà des applications:
- un traitement ARV efficace (charge virale indétectable depuis plus de 6 mois) permet de diminuer de façon très importante le risque de transmission du VIH (encadré 1), notamment au sein d'un couple sérodifférent ;
- ainsi, en cas de rupture ou d'oubli des préservatifs, le risque de transmission du VIH à un partenaire séronégatif peut être considéré comme très faible à quasi nul.

2.7.7 PTME et traitement ARV pendant la grossesse [5]

Pour limiter le risque de TME chez la femme enceinte infectée par le VIH, le traitement ARV est obligatoire, y compris si la femme n'était pas traitée jusqu'alors.

Le moment de la mise sous traitement dépend du stade de l'infection d'après les critères cliniques de l'OMS et, s'il est disponible, du taux de lymphocytes CD4.

Tout doute sur le stade clinique doit profiter à la mise sous traitement : par exemple, si l'on hésite entre stade 2 et stade 3 de l'OMS, il faut considérer que la femme est en stade 3.

Aux stades 3 ou 4 de l'OMS ou si les CD4 sont < 350 mm3 quel que soit le stade, le traitement ARV doit être immédiatement débuté, quel que soit le terme de la grossesse (indication pour la mère elle-même) :

- au-delà de 14 semaines de grossesse, la mise sous traitement doit être la plus rapide possible, dans le cadre d'une éducation thérapeutique réalisée en un maximum d'une semaine ;
- en cas d'infection à VIH diagnostiquée à un stade clinique ou biologique tardif, le traitement doit débuter 7 jours au plus tard après le diagnostic.

Au stade 1 ou 2 de l'OMS et si les CD4 sont > 350 mm3, le traitement ARV sera débuté à partir de la 14e semaine de grossesse.

3. METHODOLOGIE

3.1. Lieu d'étude

Notre étude s'est déroulée dans l'Unité de Soins d'Accompagnement et de Conseils (USAC) du Centre National d'Appui à la lutte contre la Maladie (CNAM) dans le District de Bamako (Mali).

Le CNAM est un établissement public à caractère scientifique et technologique (EPST), né de la rétrocession de l'Institut Marchoux en 1998. Son centre d'activité couvre la recherche sur les maladies endémo-épidémiques, la recherche vaccinale, clinique, l'appui aux programmes de recherches sur les maladies, la formation continue et l'enseignement.

Le CNAM est situé en commune IV du district de Bamako, précisément dans le quartier de Djicoroni para.

L'Unité de Soins d'Accompagnement et de Conseil (USAC) est une unité de prise en charge des personnes vivant avec le VIH et le Sida. Elle a été créée par ARCAD/SIDA (Association de Recherche, de Communication et d'Accompagnement à Domicile des personnes vivant avec le VIH/SIDA) grâce au soutien du Fonds Mondial en juillet 2007.

L'unité est logée dans un bâtiment comportant un bureau de consultation médicale, une pharmacie, une salle de conseil et dépistage, une salle pour la saisie des dossiers, et un hangar pour les activités culinaires.

Le personnel de l'USAC est composé d'un médecin, une pharmacienne, une conseillère psychosociale, une opératrice de saisie des dossiers dans le logiciel ESOPE et d'un technicien de surface.

Les objectifs de l'USAC sont de contribuer à la prévention et à la prise en charge médicale, psychosociale des personnes vivant avec le VIH, et contribuer à la recherche médicale dans le service de dermatologie.

3.2. Type et période d'étude

Il s'agissait d'une étude transversale, et prospective de Six (6) mois allant du 1er novembre 2013 au 30 avril 2014.

3.3. La population d'étude

La population d'étude était constituée des personnes vivant avec le VIH, suivies à l'USAC du CNAM.

3.3.1. Critères d'inclusion

Ont été incluses dans l'étude, les PVVIH âgés d'au moins 18 ans, vivant en couple, suivant un traitement ARV et ayant volontairement accepté d'y participer.

3.3.2. Critères de non inclusion

− Les PVVIH âgés de moins de 18 ans

− Les PVVIH âgés de plus de 18 ans mais ayant refusé de participer à l'étude ;

− Les PVVIH célibataires ;

3.3.3. Echantillonnage

Il s'agissait d'un échantillonnage aléatoire effectué sur Epi 2000. Pour le calcul nous avons utilisé :

- La population source = Nombre total de personnes vivant avec le VIH et suivies au CNAM de Bamako, soit 1328 personnes ;
- La proportion de personnes en couple parmi la population source qui était de 502 soit 37.8%.

En estimant que le taux de personnes vivant avec le VIH qui sont en couple dans la population générale est de 50%, nous nous sommes fixés 45% comme taux acceptable.

Ainsi, avec un intervalle de confiance de 95% pour une taille totale de 1328 personnes suivies au CNAM et un taux de 37.8% en couple, la taille de notre échantillon est égale à **154 personnes**.

3.4. La collecte des données

3.4.1. La technique de collecte des données

Les données viro immunologiques ont été collectées à partir des dossiers patients. Quant aux informations relatives à la prévention de la transmission sexuelle du VIH, elles ont été recueillies à partir d'une entrevue individuelle et confidentielle. Les fiches d'enquête ayant servi à la collecte étaient anonymes.

3.4.2. La saisie et l'analyse des données

Les données recueillies ont été saisies avec le logiciel MICROSOFT WORD 2007, analysées sur Epi-Info Version 3.5.1 cFr du CDC d'Atlanta et de l'OMS avec une probabilité de 95% et un risque α de 0,05.

3.5. Les aspects éthiques

Le protocole a été validé par les responsables de l'USAC/CNAM. La participation à l'étude était volontaire. Il n'y a pas eu de discrimination dans la prise en charge des patients quant à leur participation ou non à l'étude. Ni les investigateurs ni les participants n'ont bénéficié d'aucune compensation pécuniaire. Les résultats de ce travail ne serviront qu'à des fins scientifiques.

4. RESULTATS

4.1. Données socio démographiques

<u>Tableau 1</u> : Répartition des malades selon la tranche d'âge

Tranche d'âge	Effectifs	Pourcentage
18-27 ans	37	24,0%
28-37 ans	67	43,5%
38-47ans	40	26,0%
≥ 48 ans	10	6,5%
Total	154	100,0%

Les malades âgés de 28 à 37 ans représentaient 43,5%

Tableau 2 : Répartition des malades selon le sexe

Sexe	Effectifs	Pourcentage
Féminin	105	68,2%
Masculin	49	31,8%
Total	154	100,0%

Les patients de sexe féminin représentaient 68,2%

Tableau 3 : Répartition des malades selon la profession

Profession	Effectifs	Pourcentage
Ménagère	51	33,1%
Commerçant	46	29,9%
Ouvrier	28	18,2%
Fonctionnaire	13	8,4%
Cultivateur	8	5,2%
Elève/Etudiant	8	5,2%
Total	154	100,0%

Les ménagères représentaient 33,1% de l'échantillon.

Tableau 4 : Répartition des malades selon la résidence

Résidence	Effectifs	Pourcentage
Bamako	130	84,4%
Hors Bamako	24	15,6%
Total	154	100,0%

La majorité des malades (84,4%) résidait à Bamako

Tableau 5 : Répartition des malades selon le statut matrimonial

Statut matrimonial	**Effectifs**	**Pourcentage**
Marié(e) monogame	100	64,9%
Marié(e) polygame	54	35,1%
Total	154	100,0%

La population étudiée était constituée à 64,9% de marié(e)s monogames

Tableau 6 : Répartition des malades selon le niveau de scolarisation

Niveau de scolarisation	Effectifs	Pourcentage
Non scolarisé	92	59,7%
Primaire	35	22,7%
Secondaire	15	9,7%
Supérieur	12	7,8%
Total	154	100,0%

La majorité des participants (59,7%) n'était pas scolarisée.

4.2. Données immuno-virologiques

Tableau 7 : Répartition des malades selon le type de VIH

Type VIH	Effectifs	Pourcentage
VIH1	147	95,5%
VIH1+2	6	3,9%
VIH2	1	0,6%
Total	154	100,0%

L'infection par le VIH1 était prédominante (95,5%)

Tableau 8: Répartition des malades selon la charge virale

CHARGE VIRALE CONNUE	Effectifs	Pourcentage
OUI	70	45,5%
NON	84	54,5%
Total	154	100%

Les malades n'ayant pas de charge virale connue étaient de 54,5%.

Tableau 9 : Répartition des malades ayant une charge virale selon la détectabilité

CHARGE VIRALE	Effectifs	Pourcentage
Indétectable	54	77,1%
Détectable	16	22,9%
Total	70	100,0%

Parmi les 70 malades qui avaient une charge virale connue, 16 avaient une charge virale détectable soit 22,9%.

Tableau 10 : Répartition des malades selon le taux de CD4

CD4 CONNUE	Effectifs	Pourcentage
OUI	99	64,3%
NON	55	35,7%
Total	154	100,0%

Les malades ayant une numération CD4 étaient de 64,3%

Tableau 11: Répartition des malades ayant une numération CD4 en fonction du niveau immunitaire

Taux de CD4	Effectifs	Pourcentage
1-249	23	23,2%
250-499	44	44,4%
≥ 500	32	32,3%
Total	154	100,0%

Sur les 99 malades, 44,4% avaient un taux de CD4 supérieur à 200 cellules/mm3

4.3. Données thérapeutiques

<u>Tableau 12</u> : Répartition des malades selon le traitement ARV

Traitement	Effectifs	Pourcentage
2INTI+1INNTI	103	66,8%
2INTI+1IP	41	26,6%
3INTI	10	6,4%
Total	154	100,0%

L'association 2INTI+1INNTI a été la plus utilisée.

4.4. Facteurs de risques de transmission sexuelle du VIH

TABLEAU 13 : Répartition des malades selon le partage du statut avec le partenaire :

Partage statut avec le partenaire	Effectifs	Pourcentage
OUI	79	51.3%
NON	75	48.7%
Total	154	100,0%

La moitié des malades soit 51,3%, a affirmé ne pas avoir partagé son statut VIH avec le conjoint.

TABLEAU 14 : Répartition des malades selon le dépistage du partenaire

Partenaire dépisté	Effectifs	Pourcentage
OUI	101	65.6%
NON	53	34.4%
Total	154	100%

Les malades ont affirmé à 34,4% que leurs partenaires ont été dépistés.

TABLEAU 15 : Répartition des malades selon l'utilisation correcte et permanente de préservatifs au moment des rapports sexuels

Partenaire dépisté	Effectifs	Pourcentage
OUI	112	72.7%
NON	38	24.7%
ABSTINENCE	4	2,6%
Total	154	100%

La majorité des malades (72,7%) n'utilisait pas de préservatif à chaque rapport sexuel.

TABLEAU 16 : Répartition des malades masculins selon la circoncision

Circoncision	Effectifs	Pourcentage
OUI	49	100%
NON	00	00%
Total	154	100%

Dans l'étude tous les malades de sexe masculin étaient circoncis.

TABLEAU 17 : Répartition des malades selon la circoncision de leur conjoint

Circoncision du conjoint	Effectifs	Pourcentage
OUI	105	100%
NON	00	00%
Total	105	100%

Tous les malades de sexe féminin ont affirmées la circoncision de leur conjoint.

TABLEAU 18: Répartition des malades selon la connaissance des modes de transmission du VIH

Connaissance mode De transmission	Effectifs	Pourcentage
OUI	90	58.4%
NON	64	41.6%
Total	105	100%

Les modes de transmissions du VIH étaient connues par 58,4% des malades.

Tableau 19: Répartition des malades selon les rapports sexuels protégés et la charge virale

CHARGE VIRALE	PRESERVATIF OUI	PRESERVATIF NON	ABSTIN	TOTAL
INDETECTABLE	11 64,70%	41 80,39%	2 100%	54 77,14%
DETECTABLE	6 35,29%	10 19,60%	0 00%	16 22,86%
TOTAL	17 100%	51 100%	2 100%	70 100%

Parmi les 70 malades avec charge virale, 16 malades avaient une CV détectable et 10 n'utilisaient pas le préservatif.

CHI2 de Yates : 0,303 [p>0,05]. Les différences ne sont pas statistiquement significatives.

- La majorité des malades (96,20%) avait des rapports sexuels non protégé et leur conjoint n'était pas informé du statut.

- Les femmes ont avouées à (76,19%) ne pas utiliser de moyen de protection lors des rapports.

- Les non scolarisé étaient majoritaire (65,18%) à ne pas se protéger lors des rapports sexuels.

- La majorité des malades (89,06%) ne connaissaient pas les modes de transmissions du VIH et ne se protégeait pas lors des rapports sexuels.

5. DISCUSSIONS

1. Les faiblesses de l'étude

Notre étude s'était proposée d'enquêter de façon exhaustive tous les patients suivi à l'USAC. Cependant, elle a été confrontée aux nombreux cas de refus.

2. La méthodologie

L'étude a été menée à l'USAC du CNAM. Elle a constitué en un entretien individuel avec les PVVIH sous traitement ARV reçu en consultation. Ces entretiens ont été conduits par nous-même. La difficulté de telles enquêtes est la sensibilité du sujet. Nous avons consacré beaucoup de temps à l'information et à la mise en confiance des patients pour avoir leur consentement.

3. Le sexe

Nous avons enregistré une prédominance féminine de 68,2% des cas contre 64% du même ordre avec les auteurs comme LEROY V. et de Pilon M. [22,23]. Dans son analyse autour de l'impact du VIH/SIDA en Haïti, Collette Vilgraine a émis cette hypothèse : « La pauvreté, les inégalités de genre ont limité la capacité des femmes à négocier l'utilisation du condom lors des relations sexuelles, favorisant ainsi l'extension de l'épidémie, au début à prédominance masculine vers la population féminine » [31].

4. L'âge

L'échantillon de l'étude était dans sa grande majorité composé de jeunes adultes âgés entre 28 et 37 ans soit 43.5% des cas, cela est conforme à l'allure actuelle de l'épidémie qui touche les jeunes adultes [1].

Par rapport à la proportion des jeunes atteints du VIH/SIDA, on peut avancer que les individus de cette tranche d'âge présentent une très grande vulnérabilité à l'infection au VIH. De manière globale, le nombre de jeunes séropositifs âgés de 15 à 24 ans à travers le monde s'estime à 30 % [30].

Le manque de maturité émotionnelle à laquelle font face les jeunes les expose à avoir des relations quelquefois non planifiées. Une simple curiosité tout comme le désir d'agir à l'instar des autres est autant d'éléments explicatifs de l'adoption d'un comportement sexuel chez les jeunes. [30]

5. La situation matrimoniale

Nos études ont montré que 64,9% de nos participants étaient tous mariés, avec une prédominance du régime monogamique. Ces résultats sont de même tendance que ceux observés par Ferry B. Cet auteur estimait « qu'une part non négligeable de la population n'a qu'un partenaire et des relations monogames réciproques>> [10].

6. La profession

Les ménagères ont représenté la majorité de notre échantillon avec 33.1% suivies des commerçants avec 29.9%. La forte proportion des femmes dans notre étude et la vulnérabilité du sexe féminin à la transmission du VIH pourraient expliquer la fréquence élevée des ménagères. [31]

7. Le type de VIH

L'étude a montré une prédominance du VIH de type I, soit 95.5%. Ce résultat est en concordance avec celui de Boushab M. qui apporte une très faible représentation du VIH de type II dans la population des personnes infectées [24].

8. Partage du statut avec le partenaire

Les participants ont affirmé à 51.3% que leurs partenaires ont été informés de leur séropositivité. Ce résultat pourrait s'expliquer non seulement par le soutien moral et psychologique qu'apporte le personnel soignant aux patients mais aussi les séances de partage du statut sérologique (GOUNDO–SO) initié par ARCAD/SIDA sur tous ces sites et aussi l'aide des conseillers psychosociaux qui sont tous des associatifs. Mais jusqu'à présent les efforts doivent être multipliés pour le partage du statut et le dépistage du couple. Selon les nouvelles directives de l'OMS, « les couples qui passent le test ensemble et se dévoilent mutuellement leur sérologie VIH sont plus susceptibles d'adopter des comportements destinés à protéger leur partenaire que lorsqu'ils le font seuls. Un autre bénéfice potentiel du dépistage et de la divulgation des résultats en couple est que les couples peuvent se soutenir mutuellement, si l'un des partenaires ou les deux sont séropositifs au VIH, pour accéder au traitement et l'observer, ainsi que pour empêcher la transmission du VIH à leurs enfants.» [3]

9. La Charge virale

La moitié de nos patients au nombre de 70 (soit 45.5%) avait fait un bilan au moment de l'étude et cela grâce à l'effort mis en jeu par le personnel soignant et la détermination de la charge virale qui était possible à l'Institut National de Recherche en Santé Publique (INRSP).

Sur les 70 malades qui avaient eu une détermination de la charge virale, 16 malades (soit 22.9%) avaient une Charge Virale détectable. Ces malades étaient soit inobservant au traitement ou en échec virologique. L'un des objectifs du traitement antirétroviral est d'avoir une charge virale indétectable comme l'a observé Allgeier Ar. [25]

10. Taux de CD4

Au cours notre étude, 64,3% de nos patients avaient une numération CD4 récente. Encore une fois ce bilan était possible et gratuit à l'INRSP.

Seul 32,3% de nos patients avaient une numération CD4 supérieure à 200 cellules/mm3 ; L'étude d'Allgeier Ar. a montré qu'après le début du traitement antirétroviral, le taux de CD4 a tendance à augmenter et à se normaliser selon les contextes cliniques de chaque patient [25]. Mais 25,3% de nos patients étaient inobservants au traitement antirétroviral.

11. Rapports sexuels protégés

Les participants qui ne se protégeaient pas lors des rapports sexuels étaient de 72.7%. Ils avaient comme philosophie, ne pas comprendre l'utilisation de préservatif entre époux et épouse, les quels se sont mariés pour le meilleur et pour le pire.

Les couples serodiscordants qui connaissent leur état sérologique, qui se prévalent de bons services de counselling et de soutien, et qui utilisent des condoms régulièrement peuvent réduire le risque de transmission du VIH de 50 à 88 % avec un taux de probabilité de 90 % si on tient compte de l'utilisation incorrecte du préservatif [26].

Deux études systématiques ont révélé qu'une utilisation régulière du préservatif lors de tout acte sexuel avec pénétration vaginale réduit de 80 à 90 % l'incidence du VIH chez les couples discordants. D'autres stratégies efficaces utilisées par les couples discordants, dans le but de réduire l'infection à VIH, comprenaient l'abstinence, le counselling et les tests liés au VIH, l'utilisation d'une méthode de barrière autre que les préservatifs ou la pratique sexuelle sans pénétration

[26].

Par contre, au sein du couple stable, le préservatif reste très mal admis ; puisqu'il est utilisé en cas de rapports sexuels occasionnels, le proposer à son conjoint revient à confesser son infidélité ou montrer l'absence de confiance qu'on a dans la fidélité sexuelle de son conjoint, à cela s'ajoute la mauvaise réputation du préservatif, accusé de diminuer le plaisir sexuel.

Selon le sexe, les femmes ont avoué exiger le port des préservatifs par leurs conjoints à 76.1% (dus à leur incapacité de s'acquérir des préservatifs féminins).

Par contre d'après une étude réalisée par Desgrees L. les femmes séropositives sont encore moins nombreuses à adopter l'usage du préservatif [27].

Néanmoins, l'utilisation du préservatif reste largement insuffisante pour garantir une prévention efficace de la transmission sexuelle du VIH SIDA.

12. La Circoncision

Tous les hommes qui ont participé à notre étude étaient circoncis et toutes les femmes ont affirmé la circoncision de leur conjoint.

Selon l'OMS, La circoncision réduit la probabilité qu'un homme soit infecté à

VIH par une femme. Depuis 2007, l'OMS et l'ONUSIDA ont recommandé la circoncision médicale volontaire dans les pays qui enregistrent des taux élevés d'infection à VIH et des taux faibles de circoncision. [1]

6. CONCLUSIONS

A l'instar de nombreux pays, le Mali est confronté au fléau du VIH et de son impact sur le développement. Notre étude, transversale descriptive vise à évaluer les facteurs de risque de contamination conjugale du VIH. Elle a permis d'aboutir aux conclusions suivantes :

- ➢ La plupart des sujets ont des rapports sexuels non protégés et ne semblent pas être conscients de leur prise de risque et des conséquences sur leur état de santé ainsi que celui de leur partenaire.

- ➢ Leur statut de séropositif, le traitement antirétroviral, l'appartenance à un couple sérodiscordant, la faible utilisation du préservatif à priori sont autant d'obstacles à l'utilisation des moyens de prévention du VIH/SIDA chez les PVVIH de notre étude.

- ➢ Le VIH/SIDA constitue toujours un sujet tabou dans notre société poussant les

PVVIH à vivre dans la peur et dans le doute que son statut ne soit un jour découvert. Comme il a été constaté au cours de l'étude, plusieurs malades ont affirmé avoir été stigmatisés.

➢ Le VIH/SIDA constitue un facteur majeur de discorde dans les couples allant jusqu'au divorce poussant les PPVIH à conserver rigoureusement le secret de leur séropositivité. Au cours d'étude, plusieurs malades ont affirmés leur cas de divorce après la divulgation de leur statut à son époux(e).

7. RECOMMANDATIONS

Au vu de nos résultats et constats, nous formulons les recommandations suivantes :

Au personnel médical

- Insister sur l'importance du dépistage du partenaire,
- Faire systématiquement la démonstration du port de préservatif et s'assurer que le patient sait le refaire.
- Offrir des préservatifs à ceux qui ont souhaité les utiliser comme méthode de prévention.
- Sensibiliser et expliquer l'incompatibilité et les risques de la non utilisation des moyens de protection et la prise des antirétroviraux aux PVVIH.
- Promouvoir la prise en charge globale des PVVIH en y incluant une équipe de

psychologues, sociologues, anthropologues et dans d'autres domaines bénéfiques du même ordre.

Aux chercheurs

- Encourager des études dans les domaines sociologiques, psychologiques, anthropologiques afin de mieux appréhender le VIH /SIDA dans ses multiples facettes et engranger les conclusions pour une prise en charge globale des PVVIH.
- Faire des PVVIH des acteurs des programmes de sensibilisation et de prévention du VIH/SIDA afin qu'ils s'approprient de leur maladie et vulgarisent leurs connaissances sur celle-ci au reste de la population.

Au Ministère de la Santé

- Promouvoir la formation continue du personnel médical ayant en charge les PVVIH et élargir leurs connaissances à des disciplines telles la psychologie, la sociologie, l'anthropologie.
- Assurer la disponibilité des bilans de suivi, et offrir un plateau technique de qualité aux personnels soignant pour la meilleure prise en charge des PVVIH.
- Sensibiliser et expliquer le VIH/SIDA de la manière la plus proche des réalités des sociétés africaines et avec leur propre représentation sociale.

A la population générale

- Rendre plus humaine et ordinaire les PVVIH dans la population générale et lutter ainsi contre leur stigmatisation.
- Mettre un accent particulier sur les avantages du dépistage volontaire dans les campagnes de sensibilisations aux populations.

8. REFERENCES BIBLIOGRAPHIQUES :

1. Rapport ONU/SIDA sur l'épidémie Mondiale de Sida 2012. Genève,

ONUSIDA, 2012 (http://www.unaids.org/fr/ressources/publications/2012/name,76121,fr.a

sp, consulté le7 juin 2013, 11:14:09).

2. Cinquième Enquête Démographique et de Santé au Mali 2012 (EDSM

V), CPS/MS.

3. ONUSIDA. Nouvelles lignes directrices pour le test et le conseil VIH en Couple ainsi que pour le traitement et la prévention chez les couples sérodiscordants ; 19 avril 2012 ; Genève ; [2 pages].

4. CMIT. Maladies infectieuses et tropicales. In E. PILLY: Vivactus plus

Ed, 2008: 468-475.

5. Prise en charge globale du VIH dans les pays à ressources limitées.

France. Edition Doin ; France 2011.

www.imea.fr/imea-fichiersjoints/priseenchargeglobaledu VIH

6. Prise en charge des situations d'exposition au risque viral-Rationnel du traitement post-exposition (TPE) au VIH. www.trt-5.org/article 148.hlm. . Mis à jour le 08/05/2013.

7. ONU/SIDA. Rapport sur l'épidémie mondiale du VIH/SIDA 2010. Mis à jour le 04/07/2012. http://www.unsaids.org.

8. Cook J, Rwegera D. "Approche anthropologique de l'étude du SIDA" in "SIDA, enfant, famille : les implications de l'infection a VIH pour l'enfant et la famille."Edition actualisée. Centre International de l'Enfance : Paris ; 149-188.

9. Desgrees du lou annabel. Le couple face au VIH/SIDA en Afrique Subsaharienne : information du partenaire, sexualité et procréation". Population 2005 ; 60 (3 hors série) :221-42.

10. Ferry B, Becker C, Dozon JP, Obbo C, et TOURE M. "Système d'échanges sexuels et transmission du VIH/SIDA dans le contexte africain" In "Vivre et penser le SIDA en Afrique" CODESRIAKHARTALA-IRD

1999 : 237-56.

11. Laraqui H, Tripodi D, Rahhali A. Connaissances et attitudes du personnel soignant face au SIDA et au risque de transmission professionnelle du VIH dans 2 hôpitaux marocains. Cahier Etude et Recherche Scientifique 2000 ; 10 (5) : 315-21.

12. Bidongo D, Evaluation des connaissances pratiques des agents sanitaires sur la Tuberculose pulmonaire et la stratégie DOTS. Thèse Med, Bamako, 2005.

13. Yehia S, Morbi-mortalité des patients infectés par le VIH/SIDA hospitalisés dans le service des maladies infectieuses et tropicales du CHU du Point G. Thèse Med, Bamako, 2012 ; N°238.

14. OMS. Traitement antirétroviral de l'infection à VIH chez l'adulte et l'adolescent : Recommandations pour une approche santé publique –

Mise à jour 2010. http//www.who.int/entity/hiv/pub/arv/rapid advice. 15. Pontier S. Le poumon du sujet infecté par le VIH. Rev Mal Respir 2008 ; 25 : 53-7.

16. Guidelines on co-trimoxazole prophylaxis for HIV-related infections among children, adolescents and adults in resource-limited settings. Recommandations for a public health approach - OMS 2006

17. Antiretroviral drugs for the treatment of HIV infection in adults and adolescent in resource-limited settings Recommendations for a public health approach (2005-2006 Revision) – Brief meeting report OMS June 2005

18. Thierry B. Evaluation des infections opportunistes au cours du traitement ARV dans le cadre de l'IMAARV. Thèse Med, Bamako, 2005 ; 227.

19. Mohamed A H. Connaissances, attitudes et pratiques comportementales lié au VIH-SIDA chez les aides sociaux dans le district de Bamako. Thèse Med, Bamako, 2007 ; 55.

20. Ministère de la santé de la côte d'ivoire. Plan stratégique de lute contre le VIH/SIDA 2006-2010. Juin2006 :161-161.

21. POPI. Maladies infectieuses et Tropicales 10ème édition. Paris : doin ;

2009 : 326p.

22. Leroy Valériane. L'inégalité des sexes face à l'infection par le VIH-sida en Afrique : un cercle vicieux anthropologique, sociologique, épidémiologique et clinique, facteur d'entretien de l'épidémie (Commentaire). In: Sciences sociales et santé. Volume 22, n°3, 2004. « Genre et Santé ». pp. 71-85.

23. Pilon M, Vignikin K, "Stratégies face à la crise et changements dans les structures familiales Séminaire de Royaumont "Centre français sur la population et le développement (CEPED), Paris 21-24 mai 1995.

24. Boushab Mohamed B. "Aspects épidémiologique, clinique et pronostique de la diarrhée au cours du SIDA" Thèse de Médecine, Université de Bamako; 2005.

25. Allgeier AR. Comportement sexuel non autonome et risque à l'infection au VIH sida.

http://www.memoireonline.com/01/10/3124/m_Comportement.

sexuel-non-autonome-et-risque--linfection-au-VIHsida1.html

26. Bunnell R. Nassozi J. Marum E. Living with discordance: Knowledge, challenges, and

relationship strategies of HIV-serodiscordant couples in

Uganda. AIDS Care 2005; 17(8):999-1012.

27. Desgrees du lou A. [procréation, fécondité et allaitement : quels choix pour une femme séropositive ? le cas d'Abidjan], Cairn.info 2000. P 385-407.

28. Gentilini M. Sida et exclusion : huit raison de ne pas se voiler la face.

In : Salomon M et Toubon R, eds. Sida : sociétés et populations. Montrouge, John libbey Eurotext : 1996 ; 109-27.

29. Ministère de la santé et de l'hygiène public, Cellule de coordination du comité sectoriel de lutte contre le sida : Politique et protocoles de prise en charge antirétrovirale du VIH et Sida au Mali, juin 2010, 83p.

30. Population Report, Les Jeunes et le VIH/SIDA, Publié par le

Population Information Program, Center for Communication Programs,

The Johns Hopkins Bloomberg School of Public Health, Volume XXIX, numéro 3, Automne 2001, Série L, Numéro 12, Problèmes mondiaux de santé.

31. Impact économique du VIH/SIDA en Haïti, secteur par secteur. Analyse de la réponse préparée par Colette Vilgraine Pour l'ONU/SIDA,

décembre 2006, page 5.

32. Katlama C. Ghosn J. VIH et Sida : Prise en charge et suivi du patient. Masson : 92442 Issy-les-Moulineaux cedex, 2008 ; 197p

33. Seck A. les femmes africaines et le Sida. In : Salomon M et Toubon R, eds. Sida : sociétés et populations. Montrouge, John libbey eurotext : 1996 ; 129 –39.

34. Fassin D. l'anthropologie dans les stratégies de lutte contre le Sida. In : Salomon M et Toubon R, eds. Sida : sociétés et populations. Montrouge, John libbey eurotext : 1996 ; 246 – 57.

SIGLES ET ABREVIATIONS

3TC : Lamivudine

ABC : Abacavir

ADN : Acide Désoxyribonucléique

AGP : Adénopathie Généralisée Persistante

ARN: Acide Ribonucléique

ARV : Anti Rétroviraux

AZT: Zidovudine

CD4: Cluster Of Differentiation

CDC: Centers for Diseases Control and Prevention

CMV: Cytomégalovirus

CNAM : Centre National d'Appui à la lutte contre la Maladie

CV : Charge Virale

D4T : Stavudine

DDI : Didanosine

EBV : Epstein BAAR virus

EDSM : Enquête Démographique et de santé au Mali

EFV: Efavirenz

ELISA: Enzyme Linked Immuno Sorbent Assay

EPST: Etablissement Publique A Caractère Scientifique Et Technique

ETV : Etravirine

FTC : Entricitabine

HAART: High Active Antiretroviral Therapy

HSV: Herpes Simplex Virus

HTLV: Human T-Cell Lymphoma Virus

IDV : Indinavir

IgM : Immunoglobuline M

IgG : Immunoglobuline G

IL : Interleukine

IN : Intégrase

INRSP : Institut National de Recherche en Santé Publique

INTI : Inhibiteur Nucléosidique de la Transcriptase Inverse

INNTI : Inhibiteur Non Nucléosidique de la Transcriptase Inverse

IP : Inhibiteur de la Protéase
IRA : Insuffisance Rénale Aigue
IRM : Imagerie Par Résonnance Magnétique
IST : Infection Sexuellement Transmissible
LBA : Lavage Broncho Alveolaire
LCR : Liquide Cephalo Rachidien
LDH : Lacticodéshydrogénase
LEMP : Leuco-Encéphalopathie Multifocale Progressive
LPV: Lopinavir
LPSNC : Lymphome Primaire du Système Nerveux Cérébral
MRC: Maladie Renale Chronique
NAVIH: Nephropathies Associées Au VIH
NVP : Névirapine
NFV : Nelfinavir
OMS : Organisation Mondiale de la Santé
ONUSIDA : Organisation des Nations Unies pour la Lutte contre le SIDA
PCR : Polymerase Chain Réaction

PR : Protease

PVVIH : Personne Vivant avec le VIH

r : Ritonavir

SIDA : Syndrome d'Immunodéficience Acquise

SNC : système nerveux central

3TC : Lamivudine

TARV : Traitement anti rétroviral

TDF : Ténofovir

TI : Transcriptase Inverse

TM : Glycoprotéine transmembranaire

TME : transmission mère enfant

USA : états unis d'amerique

USAC : Unité de Soins d'Accompagnement et de Conseil

VIH : Virus de l'immunodéficience Humaine

VHB : virus de l'hépatite B

VHC : virus de l'hépatite C

ANNEXE 1 : FICHE D'ENQUETE

FICHE D'ENQUETE :

I IDENTIFICATION DU PATIENT :

- Résidence : /____/ : 1=Bamako; 2= hors Bamako
- Âge : /___/ années
- Sexe : /___/ 1= Féminin 2= Masculin
- Profession : /___/ 1=Commerçant 2= Fonctionnaire 3= Ménagère

   4 =cultivateur 5= Elève/Etudiant 6= Autre à préciser : ……………………..

- Niveau de scolarisation : /___/ 1= Non scolarisé 2= Primaire 3=

  Secondaire 4= supérieur

- Régime matrimonial /___/ 1= Monogame, 2= Polygame

3= Concubinage ou fiancé

II STATUT VIH :

• Date de dépistage :

• Type de VIH : I / / II / / I + II / /

• CD4 de base : OUI :…................ NON / / actuel : / /

• Charge virale de base : OUI :……….. , NON / / actuelle : / /

• Sous traitement ARV : OUI / / NON / /

Si OUI date de début :……………………………..

• Suivie régulière des CD4 : OUI / / NON / /

Suivie régulière de la Charge Virale : OUI / / NON / /

III FACTEURS DE TRANSMISSIONS :

☐ Partenaire informé: OUI / / NON/ /

Si non pourquoi :…………………………………………
……………

☐ Partenaire dépisté: OUI / / NON / /

Si OUI volontaire / / prescrit / /

☐ Utilisation correcte et régulière des préservatifs au cours des rapports:

OUI / / NON / /

☐ Fréquence des rapports sexuels:

☐ Partenaire masculin circoncis: OUI / / NON / /

☐ Usage commun d'objets à risque (lames rasoirs, seringue, broche à dents …..) : OUI / / NON / /

☐ Bonne observance du traitement ARV: OUI / / NON / /

☐ Rapports extraconjugaux: OUI / / NON / /

IV CONNAISSANCE DU VIH :

1. Qu'est-ce que l'infection par le VIH :

Idée générale OUI / / NON / /

2. Comment se transmet le VIH ?

Idée générale OUI / / NON / /

3. Comment se protéger ?

Idée générale OUI / / NON / /

4. Qu'est-ce c'est qu'être séropositif ? Séronégatif ? Avoir le sida ? être un couple serodiscordant

Idée générale OUI / / NON / /

5. En quoi consistent les traitements ?

Idée générale OUI / / NON / /

6. Où s'informer ? Où et avec qui en parler ?

Idée générale OUI / / NON / /

ANNEXE 2 : FICHE SIGNALETIQUE

Prénoms et Nom: Saharou DOUCOURE

Titre: Evaluation des facteurs de risque de contamination conjugale du VIH chez les patients suivis à l'USAC du CNAM

Ville de soutenance: Bamako

Année de soutenance: 2014

Lieu de dépôt: Bibliothèque de la Faculté de Médecine, de Pharmacie et d´Odontostomatologie

Secteur d'intérêt: VIH /Sida, Santé publique, Maladies infectieuses.

E-mail: kaouroudoucoure@yahoo.fr

ANNEXE 3: RESUME

RESUME:

Le VIH/SIDA, problème majeur de santé publique en Afrique subsaharienne et dans bien d'autres régions du monde, est passé de statut de maladie incurable à celui de maladie chronique avec l'avènement des trithérapies efficaces. L'effet immédiat a été l'inflation du nombre de PVVIH avec le prolongement de l'espérance de vie et la reprise d'une sexualité active.

Il s'agit d'une étude transversale, et prospective dont l'objectif est d'évaluer le risque conjugal d'exposition au VIH des époux ou épouses des patients suivis à l'USAC du CNAM. Pour atteindre nos objectifs, nous avons étudié la fréquence des rapports sexuels non protégés et le partage du statut avec les conjoints, les facteurs constituant un obstacle à la prévention du

VIH/SIDA et les difficultés relationnelles du partenaire VIH positif chez 154 PVVIH à l'USAC du CNAM.

La plupart de nos sujets ont des rapports sexuels non protégés et ne semblent pas être conscients de leur prise de risques et des retombées sur leur santé ainsi que celui de leur partenaire. Leur statut de séropositif, le traitement antirétroviral, l'appartenance à un couple séroconcordant, la faible utilisation du préservatif à priori sont autant d'obstacles à l'utilisation des moyens de prévention du VIH/SIDA chez les PVVIH de notre étude.

Mots clés : couple, VIH/SIDA, PVVIH.

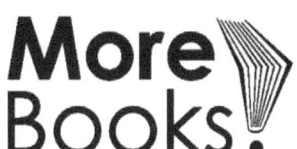

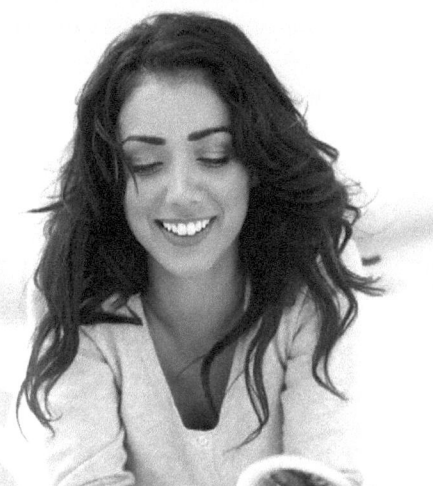

Oui, je veux morebooks!

I want morebooks!

Buy your books fast and straightforward online - at one of the world's fastest growing online book stores! Environmentally sound due to Print-on-Demand technologies.

Buy your books online at

www.get-morebooks.com

Achetez vos livres en ligne, vite et bien, sur l'une des librairies en ligne les plus performantes au monde!
En protégeant nos ressources et notre environnement grâce à l'impression à la demande.

La librairie en ligne pour acheter plus vite

www.morebooks.fr

OmniScriptum Marketing DEU GmbH
Heinrich-Böcking-Str. 6-8
D - 66121 Saarbrücken
Telefax: +49 681 93 81 567-9

info@omniscriptum.com
www.omniscriptum.com

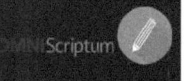

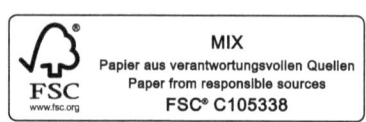

Printed by Books on Demand GmbH, Norderstedt / Germany